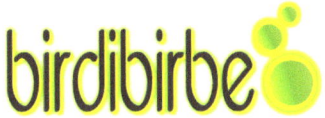

Yoga del Sole e della Luna
Yoga per bambini grandi e per grandi bambini

Illustrazioni di Simona Molino

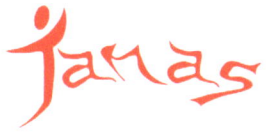

Il libro ha esclusivamente scopo informativo e non sostituisce nessun trattamento medico o psicologico.
Le illustrazioni sono a carattere puramente indicativo.
Il lettore utilizzando le indicazioni assume piena responsabilità delle proprie scelte, consapevole dei rischi connessi a qualsiasi forma di esercizio.

Le Pratiche del Sole

Il Respiro della Montagna

In alto verso il Cielo

Come una Palma nel Vento

Volare come un Aereoplano

Buongiorno Sole!

Tutti giù per Terra!

La risata del Cuore

Le Pratiche della Luna

A occhi chiusi nel Cielo stellato

Spingere la molla

La Barca

Il Gatto che si stira

La Foglia Piegata

La Posizione del Cane a testa in giù

La Posizione del Cane a testa in giù

con la zampetta alzata

Seduti sui talloni

Posizione del Cobra

Yoga del Sole e della Luna

" Yoga del Sole e della Luna "è una sequenza di pratiche adatte a qualsiasi bambino, soprattutto ai bambini che si stancano di star fermi, che sono ansiosi, paurosi, che fanno fatica a concentrarsi e a iniziare la giornata. Nello Yoga i bambini ritrovano la loro condizione originaria di benessere fisico e mentale:

- Più attenzione nei confronti di ciò che li circonda.
- Scoprono la "respirazione" prendendo coscienza di questo atto vitale.
- Migliorano resistenza, coordinazione, agilità.
- La capacità di relazionarsi con altri bambini è facilitata.
- Serenità e rilassamento.
- Lo Yoga li accompagna nella vita aiutandoli a crescere forti, centrati e sorridenti.

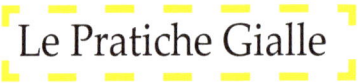

consigliate per cominciare la giornata e attivare l'Energia

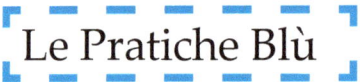

consigliate a fine giornata o per cercare lo stato di tranquillità.

Praticate con i vostri bambini!

servirà anche a voi e il momento dello Yoga diventerà un piacevole rito quotidiano. Una leggera musica di sottofondo renderà la pratica più piacevole.

Buona pratica

Il respiro della Montagna

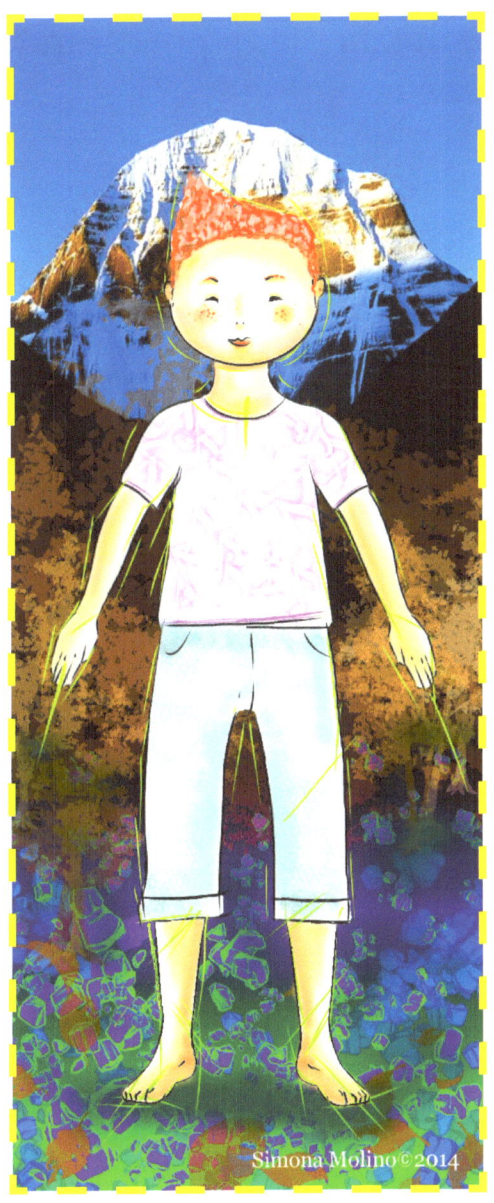

- Ci mettiamo in piedi, con le gambe divaricate quanto la larghezza delle spalle, teniamo le braccia lungo il busto leggermente lontane dal corpo, le spalle sono rilassate, le dita delle mani unite in direzione della terra.

- Sentite i piedi ben ancorati al terreno? provateci.

- Ora il respiro: inspirate e portate il respiro dal naso giù, giù, fino ai piedi; poi espirate lentamente svuotando bene i polmoni.

- Ripete almeno cinque volte.

Osservate l'immagine di una "Montagna": la sua base è solida, ha radici nella Terra ma poi salendo verso il Cielo diventa sempre più sottile.
La "Montagna" spesso è scaldata e nutrita dal Sole, altre volte battuta dalle intemperie, ma rimane sempre solida e imponente.
La "Montagna" respira.
Anche noi in questa pratica sentiamoci stabili e imponeneti, diventando un punto di congiunzione tra Terra e Cielo.

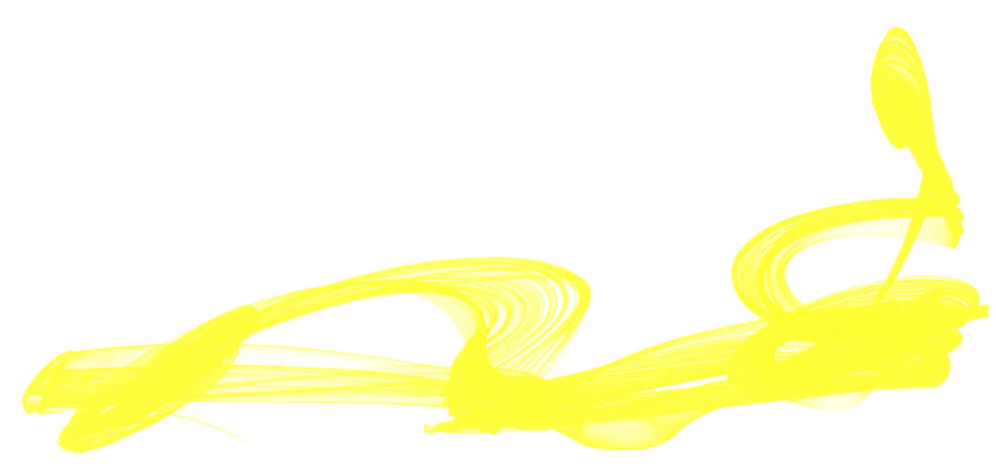

In alto verso il Cielo

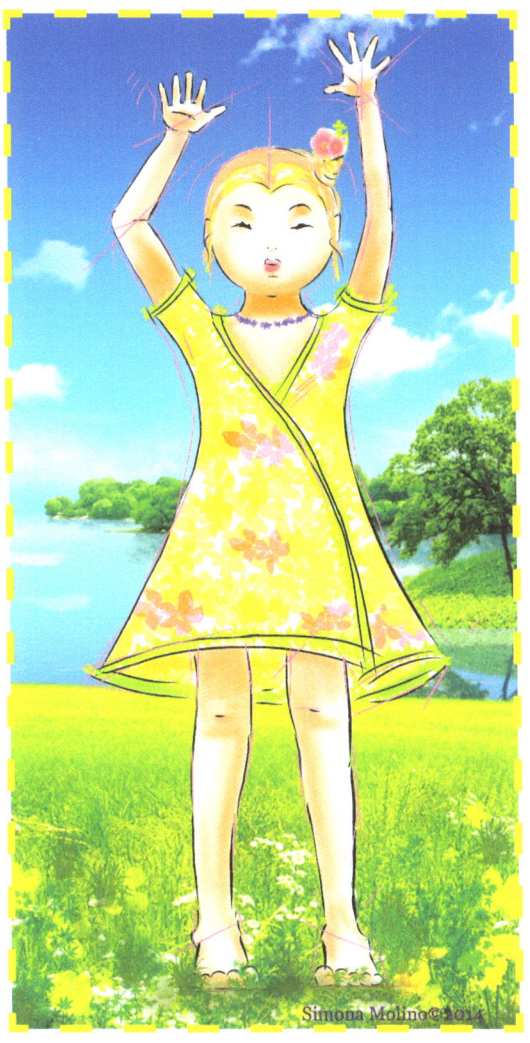

- Dalla posizione della Montagna allunghiamo prima il braccio destro verso il Cielo, poi mentre lo abbassiamo alziamo il sinistro e continuiamo ad alternare questo movimento per qualche minuto.

- La testa rimane ferma e ci allunghiamo sulle punte dei piedi.

- il respiro accompagna il movimento.

Immaginate una lunga scala di cristallo che da terra porti al Cielo, passo dopo passo salite su questa scala fino alle nuvole
Fate questa pratica all'aria aperta e se potete a piedi nudi.

disegnate qui la vostra Scala di Cristallo

Come una Palma nel Vento

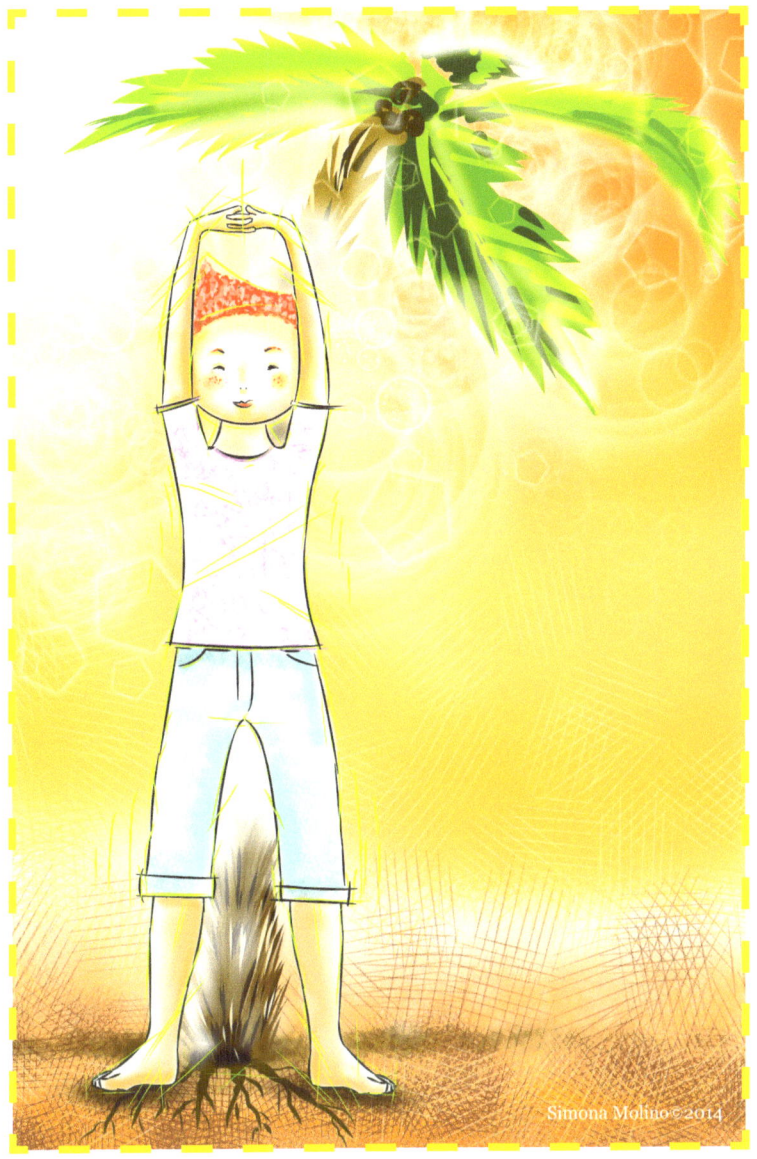

- Ci riportiamo nella posizione della Montagna, allarghiamo ancora un pò le gambe, portiamo le braccia in avanti, intrecciamo le dita poi le portiamo sopra la nostra testa.

- Inspiriamo e ci incliniamo verso destra, espiriamo e ci portiamo al Centro.

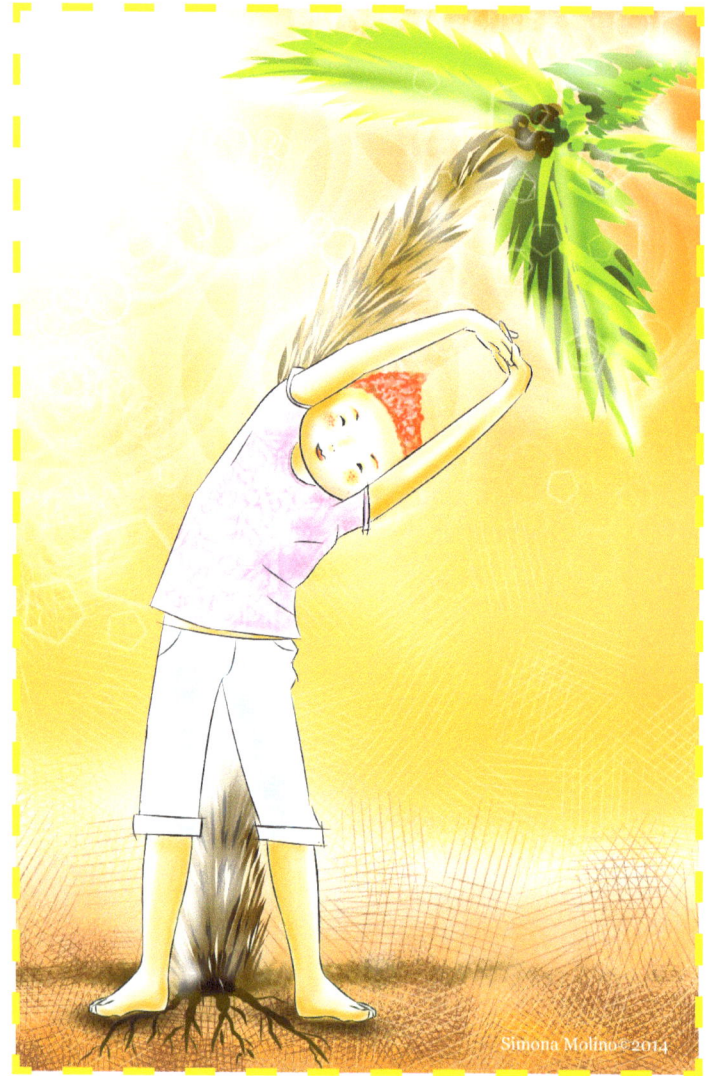

- Inspiriamo e ci incliniamo a sinistra, espiriamo e ci portiamo al Centro.

- Ripetiamo per alcune volte.

l'Albero di Palma, e molto flessibile, si piega al vento ma non si spezza: riflettiamo anche noi quante volte siamo flessibili con gli eventi della vita e con le persone che ci circondano tutti i giorni.

Volare come un aereoplano

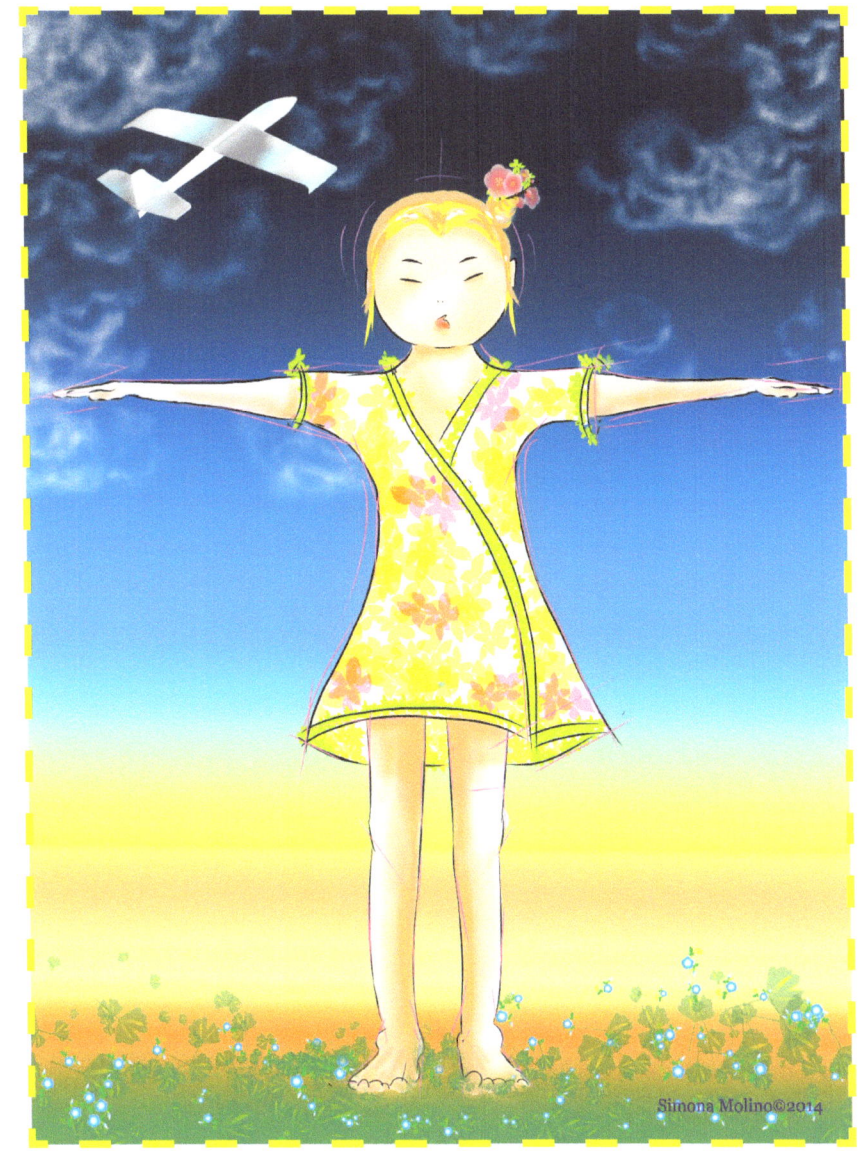

- In piedi nella posizione della Montagna inspiriamo e apriamo le braccia ai lati del corpo come se fossero le ali di un aereoplano.

- Quando ci sentiamo ben in equilibrio in questa posizione, pieghiamoci in avanti sollevando una gamba e portandola dietro ben tesa e intanto espiriamo.

- Chiudiamo la posizione riportando la gamba a terra e le braccia lungo i fianchi.

- Ripetiamo con la gamba opposta.

"Gli aereoplani fanno un bel rumore quando planano...facciamolo anche noi..... mmhhhhhuuuuu!!!"

disegna te stesso quando pratichi la posizione dell'aereoplano

Buongiorno Sole!

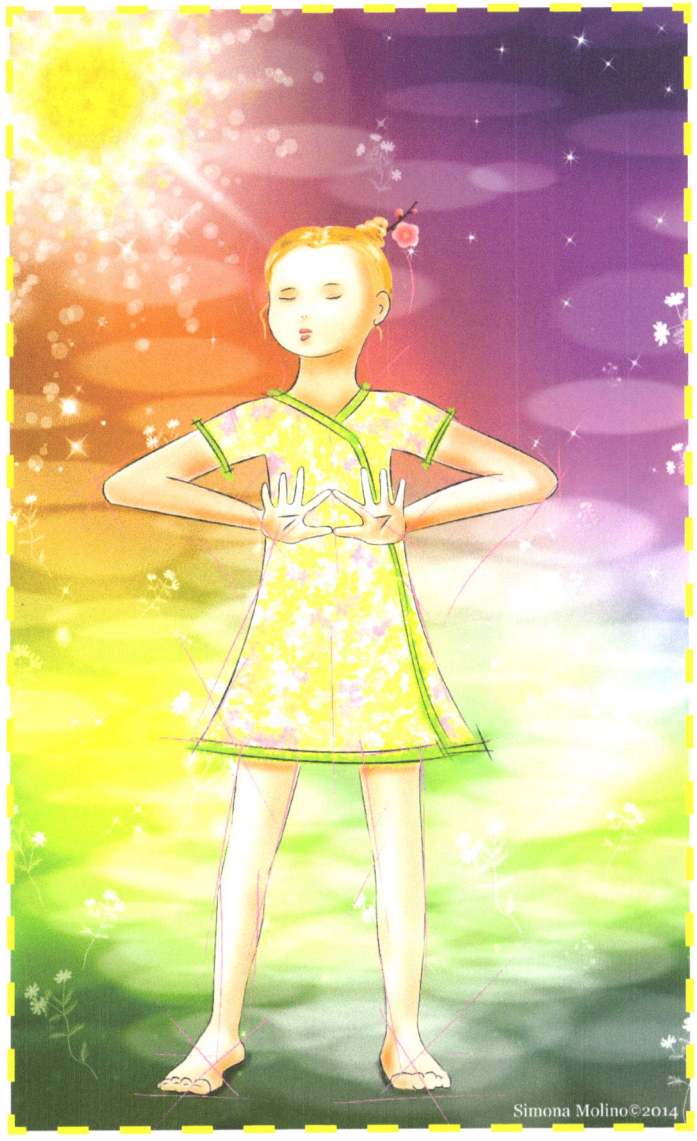

- Siamo nella posizione della Montagna, sentiamo i piedi ben piantati nella Terra. Inspiriamo e alziamo lentamente le braccia fino a portarle verso il Sole, con le palme delle mani davanti a noi e le dita ben aperte.

- Rimaniamo in questa posizione inspirando e espirando per qualche ciclo respiratorio.

Abbassiamo le braccia lentamente e torniamo nello stato di quiete al Centro.

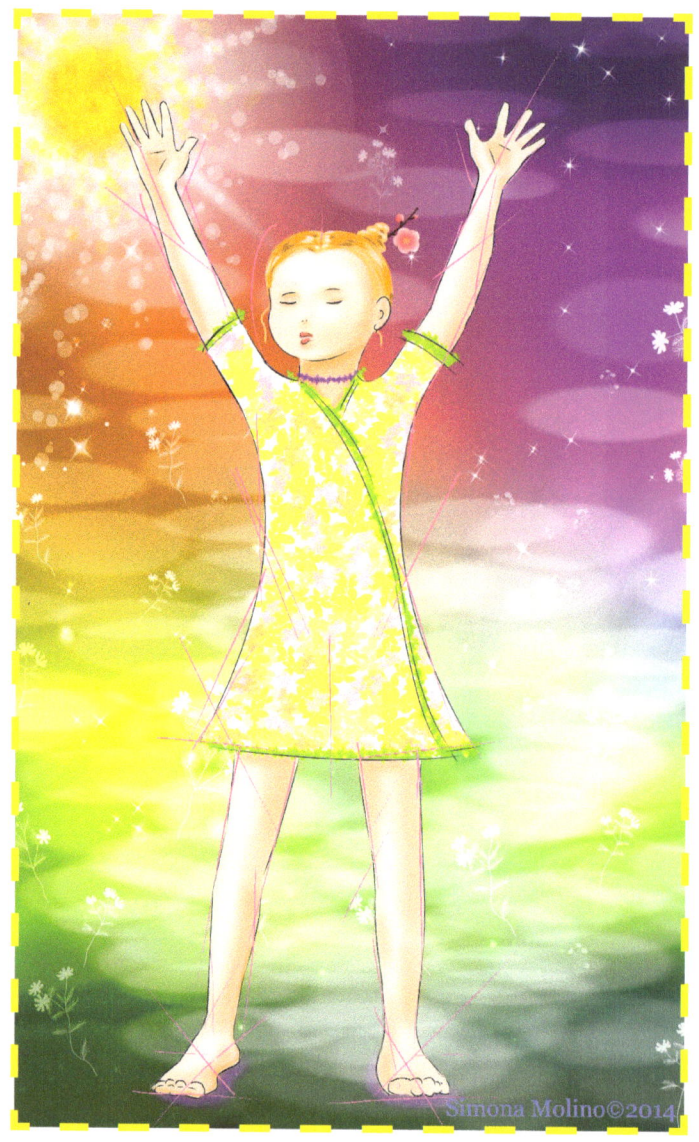

"Il Sole ci scalda e ci illumina, nutre la Terra e permette alla vita di continuare. Anche se alle volte non si vede per via delle nuvole, immaginiamolo come un disco giallo che ci sorride radioso!

Tutti giù per terra!

- Dalla posizione precedente riportiamo le gambe alla larghezza delle spalle, le braccia vicine al busto, con le mani parallele alla Terra.

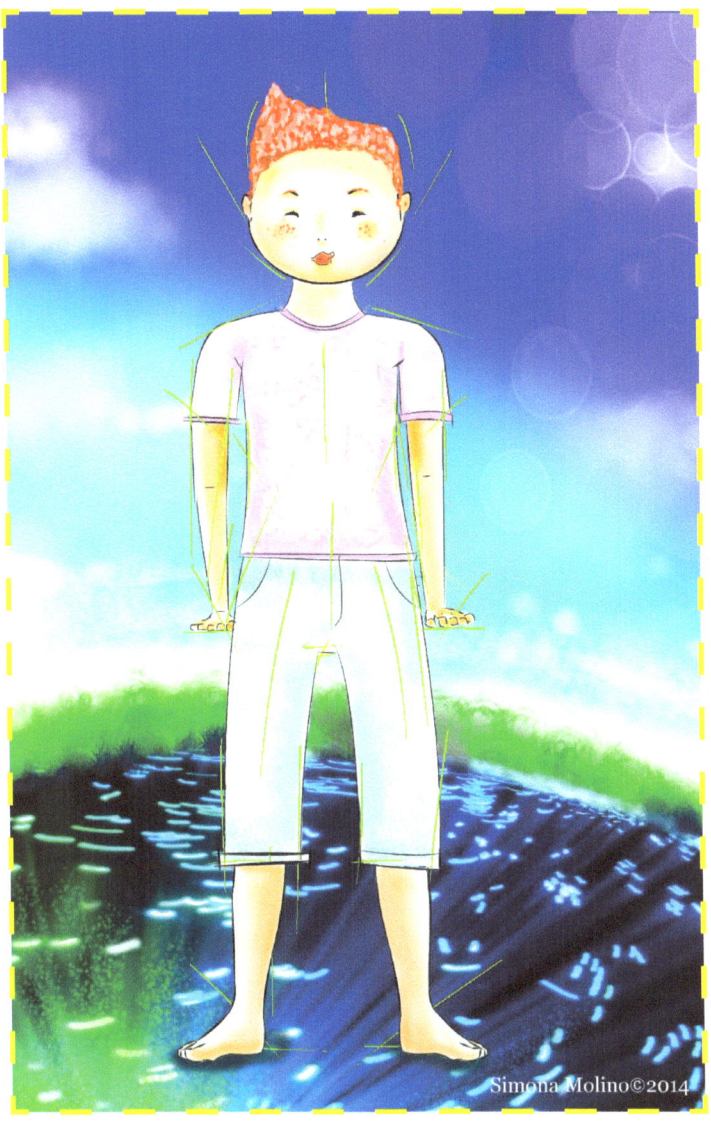

- Inspiriamo e lentamente ci abbassiamo sulle ginocchia rimanendo belli diritti con il busto.

- Espiriamo.

Portiamo le mani davanti a noi e rimaniamo in questa posizione per qualche respiro.

Inspirando ci rialziamo e ritorniamo nella posizione della Montagna.

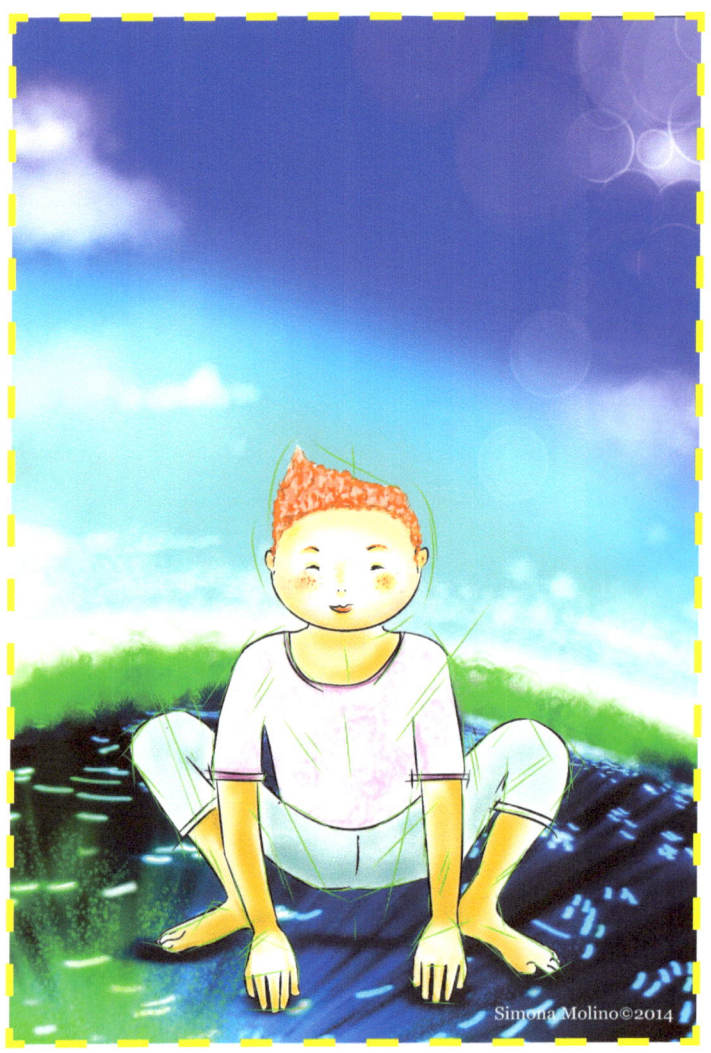

"La Terra su cui camminiamo tutti i giorni è uno scrigno di ricchezze per tutti gli esseri viventi. Proviamo a pensare se noi la rispettiamo sempre?"

La risata dal Cuore

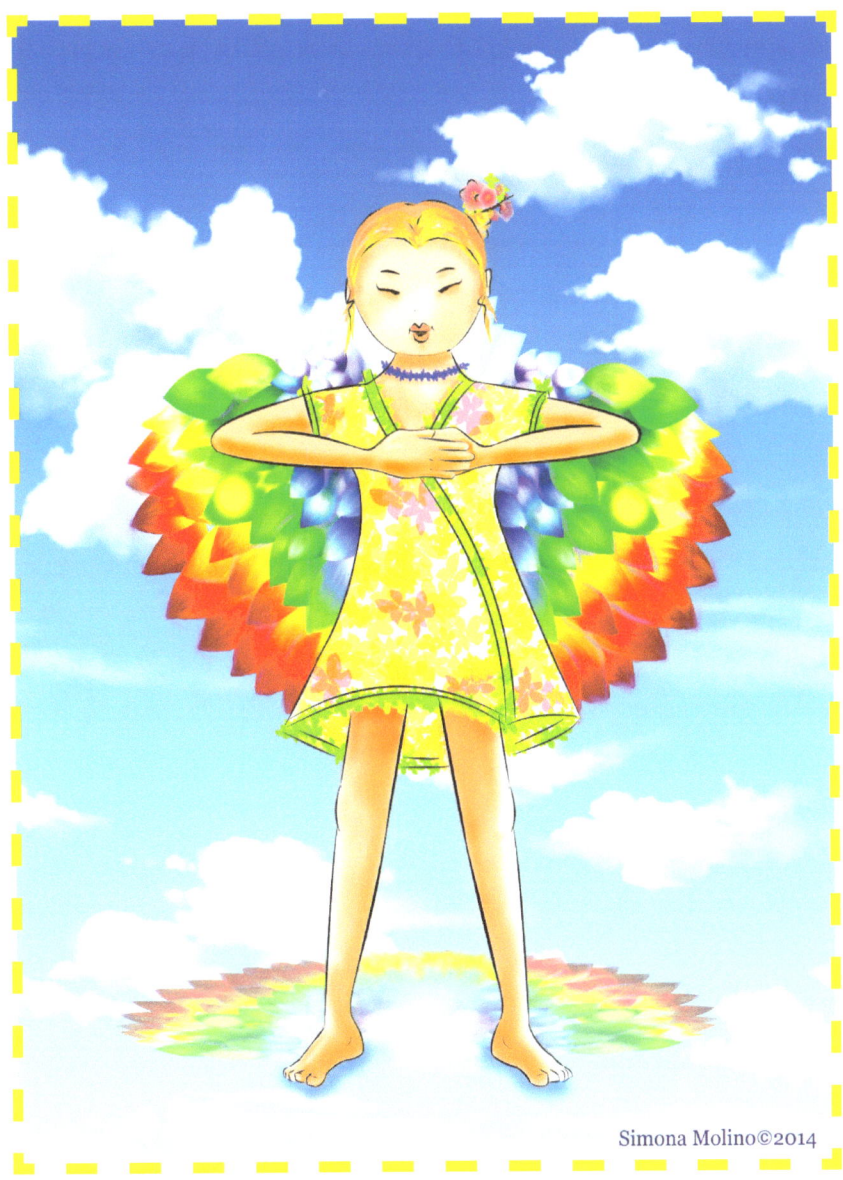

Simona Molino©2014

- In piedi, battiamo le mani davanti al cakra del Cuore. Mantendeno le mani nella posizione della preghiera emmettiamo il suono della risata" ha ha ha..."

- Appoggiamo le mani sul Cakra del cuore, la mano sinistra sotto e la destra sopra, inspiriamo ed emettiamo ad alta voce la risate del Cuore "Ah, ah, ah" fino a quando abbiamo fiato, spalancando contemporaneamente le braccia all'altezza delle spalle.

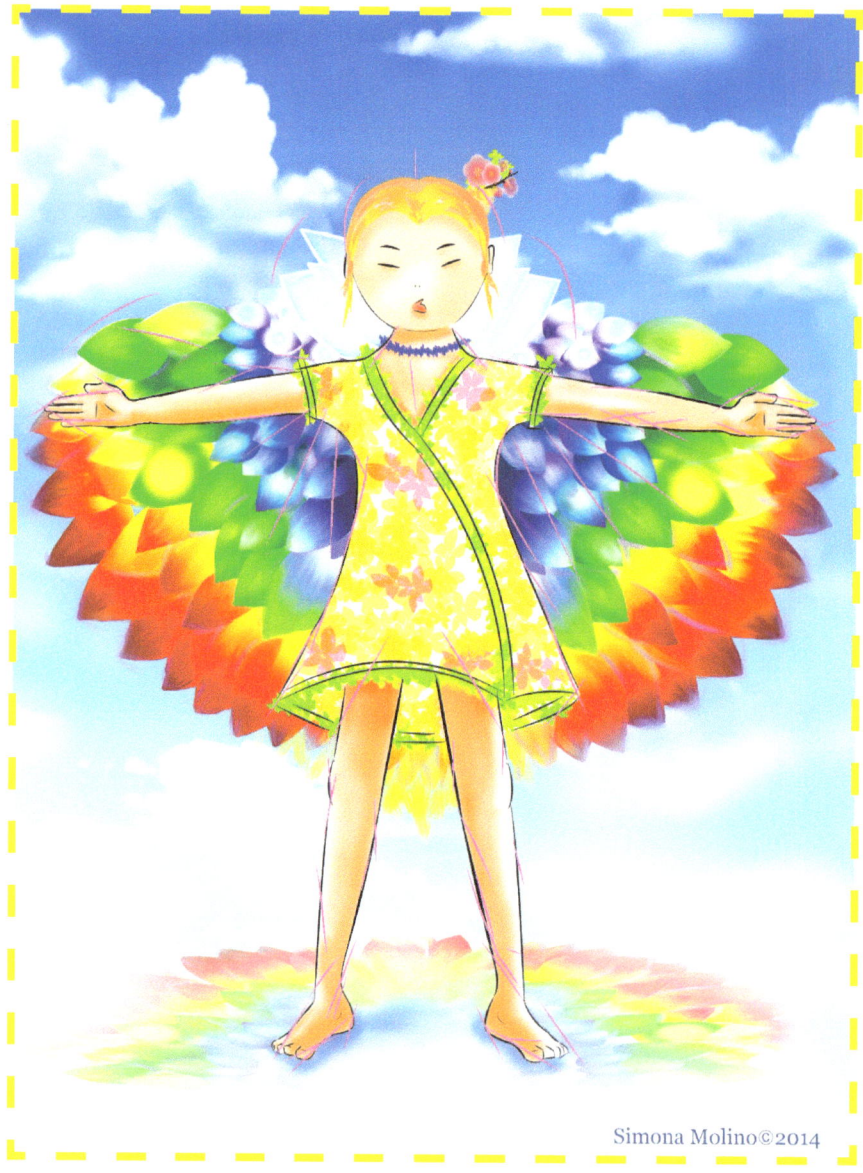

Simona Molino©2014

- Ritornarniamo lentamente nella posizione di partenza.

- Ripetiamo l'esercio per alcune volte.

Cerchiamo durante la giornta di ridere spesso anche se il Cuore è un po' triste.
Ridere fa' bene e aiuta il nostro corpo a rilassarsi e il nostro Cuore sarà più leggero.
Ti suggerisco di fare questa pratica con i tuoi amici...la risata diventerà contagiosa.

Disegna la faccina ai cuori! puoi anche disegnarli tu, ritagliarli e appenderli nella tua stanza.

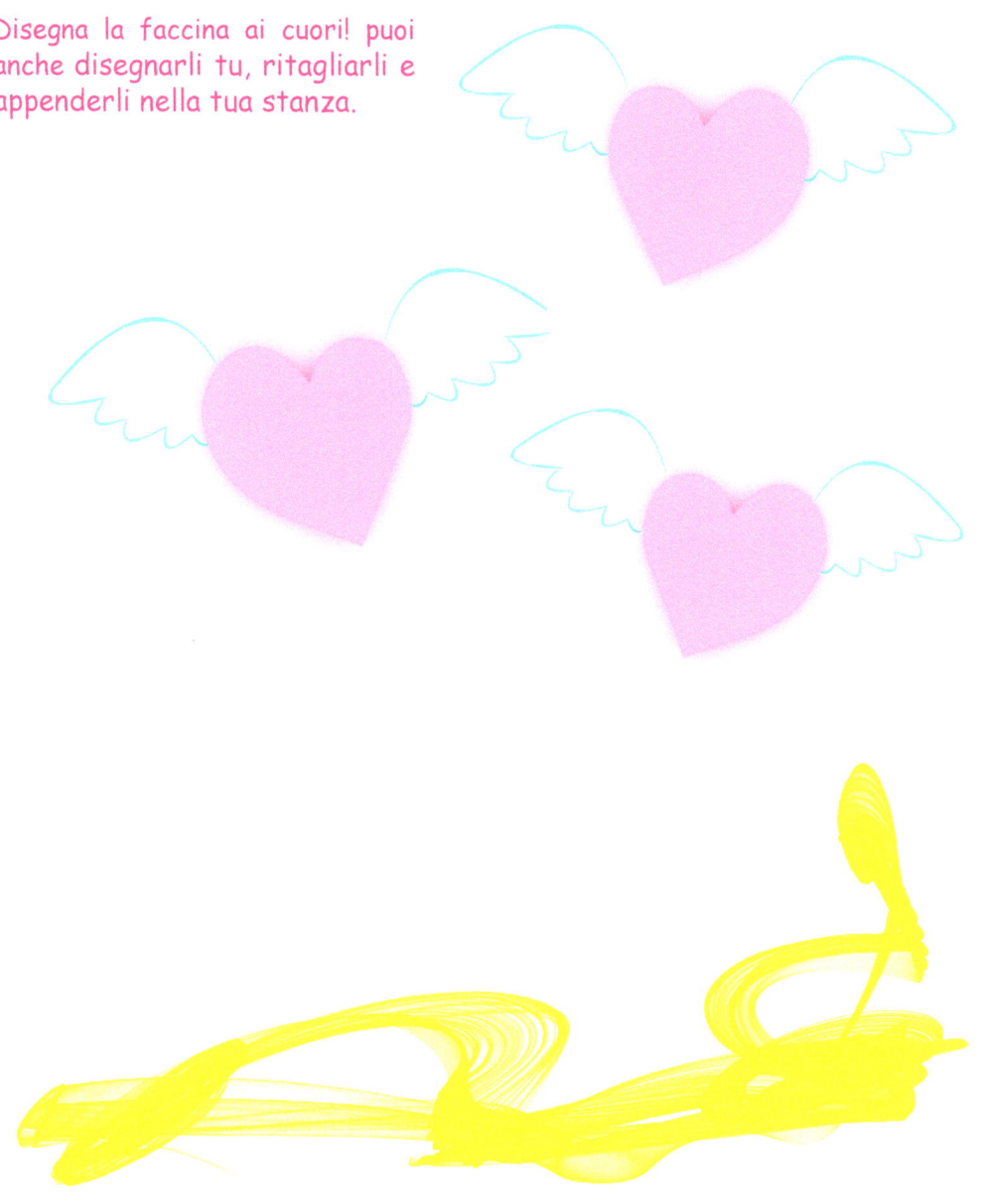

Lo Yoga della Luna

A occhi chiusi il Cielo stellato

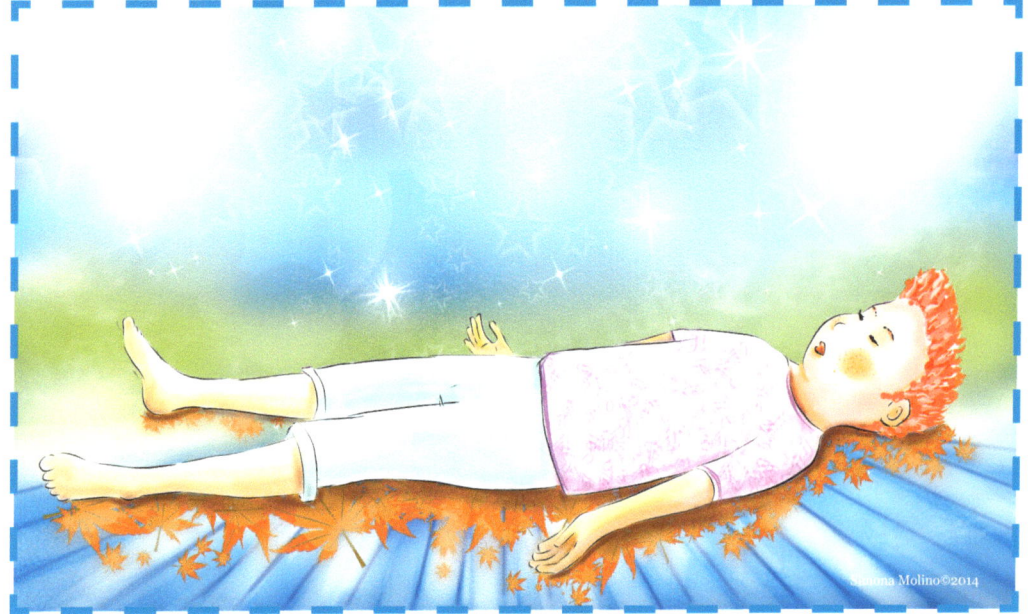

- Sdraiamoci con la pancia all'insù con le braccia leggermente discoste dal corpo i palmi delle mani rivolti verso l'alto. Le gambe divaricate con i piedi che cadono abbandonati ai lati.

- Sentiamo il nostro corpo ben a contatto con il terreno, se siamo scomodi assestiamo la posizione.

- Ascoltiamo il respiro che diventa profondo e calmo.

- Chiudiamo gli occhi e immaginiamo sopra di noi il Cielo pieno di stelle, i pianeti, le galassie...

" ...e magari qualche amico di un pianeta lontano..."

• Spingere la Molla

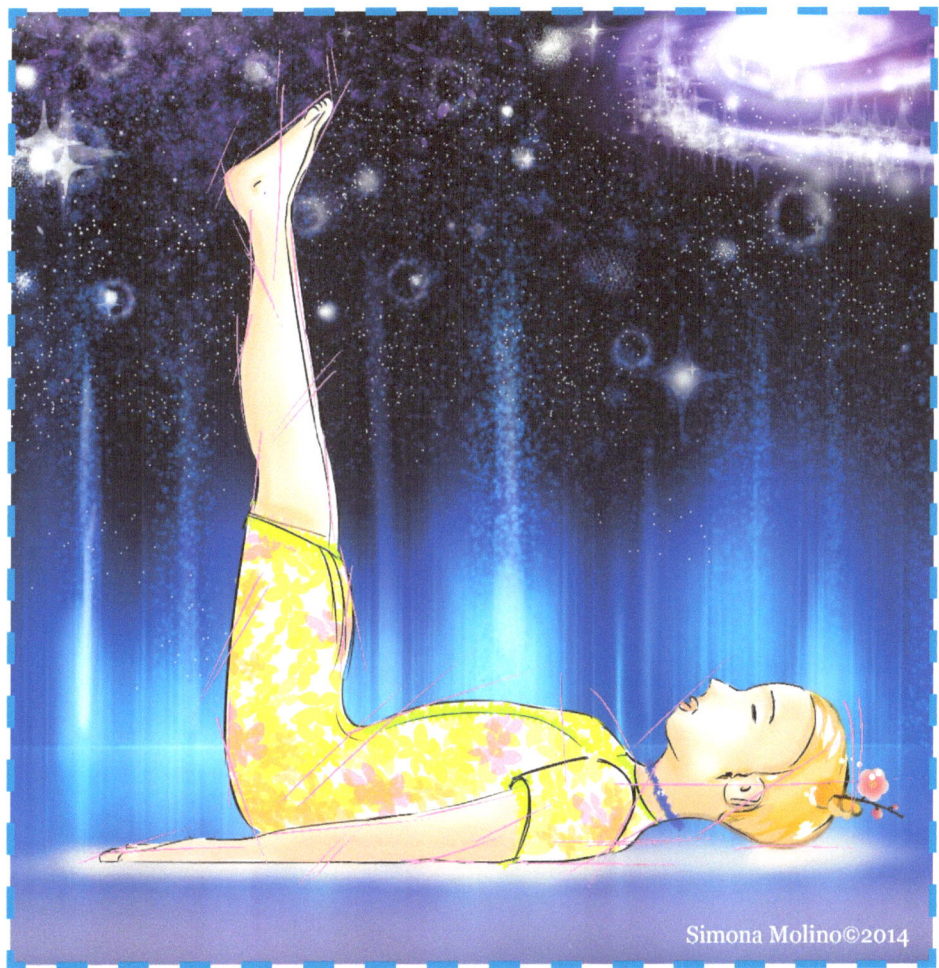

Simona Molino©2014

- Dalla posizione supina inspiriamo e portiamo le gambe al petto, prima la destra poi la sinistra

- Espiriamo.

- Ora immaginiamo di spingere una grossa molla verso il cielo e allunghiano le gambe tenendole unite.

- Espiriamo, pieghiamo nuovamente le gambe e riportiamole al petto.

- Spingiamo la molla per almeno cinque volte

La Barca

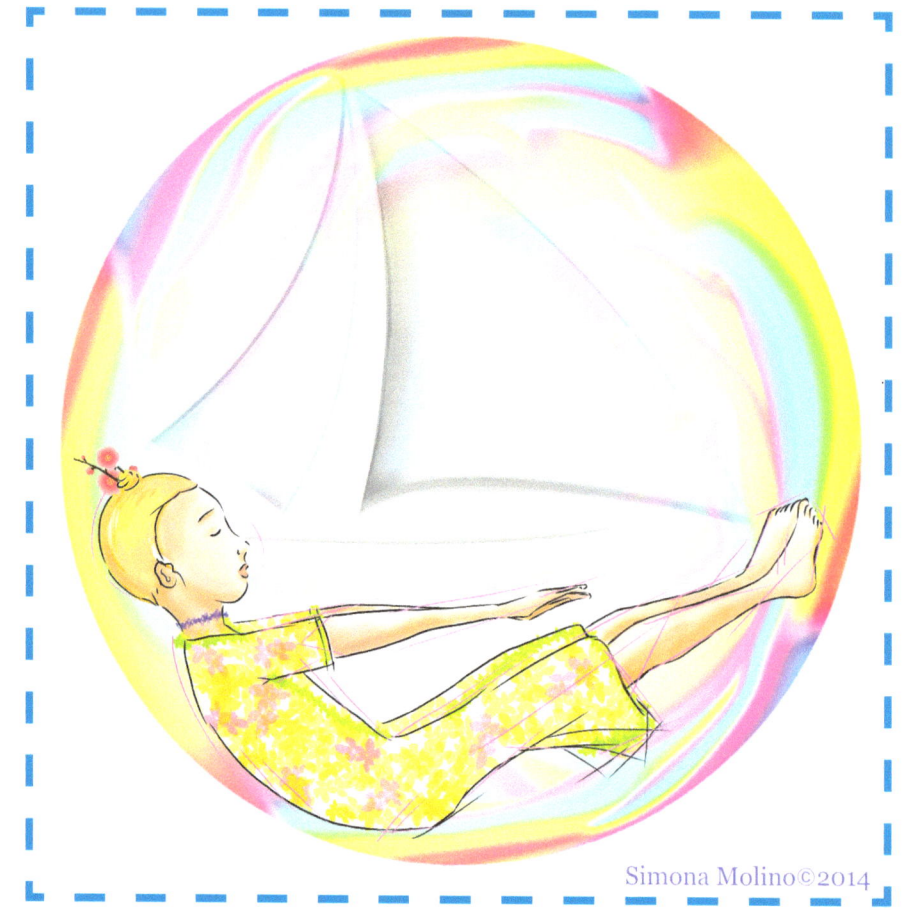

Simona Molino©2014

- Ritorniamo nella posizione supina e respiriamo per qualche istante

- Inspiriamo e solleviamo la testa, la schiena e le gambe mettendoci in equilibrio sulle natiche e tratteniamo il respiro.

- Espiriamo e ci riportiamo con il corpo a terra.

- Ripetiamolo almeno cinque volte.

La vela della barca si tende per navigare nel mare e si gonfia al vento che la spinge, poi si lascia andare nelle onde che la cullano

Il Gatto che si Stira

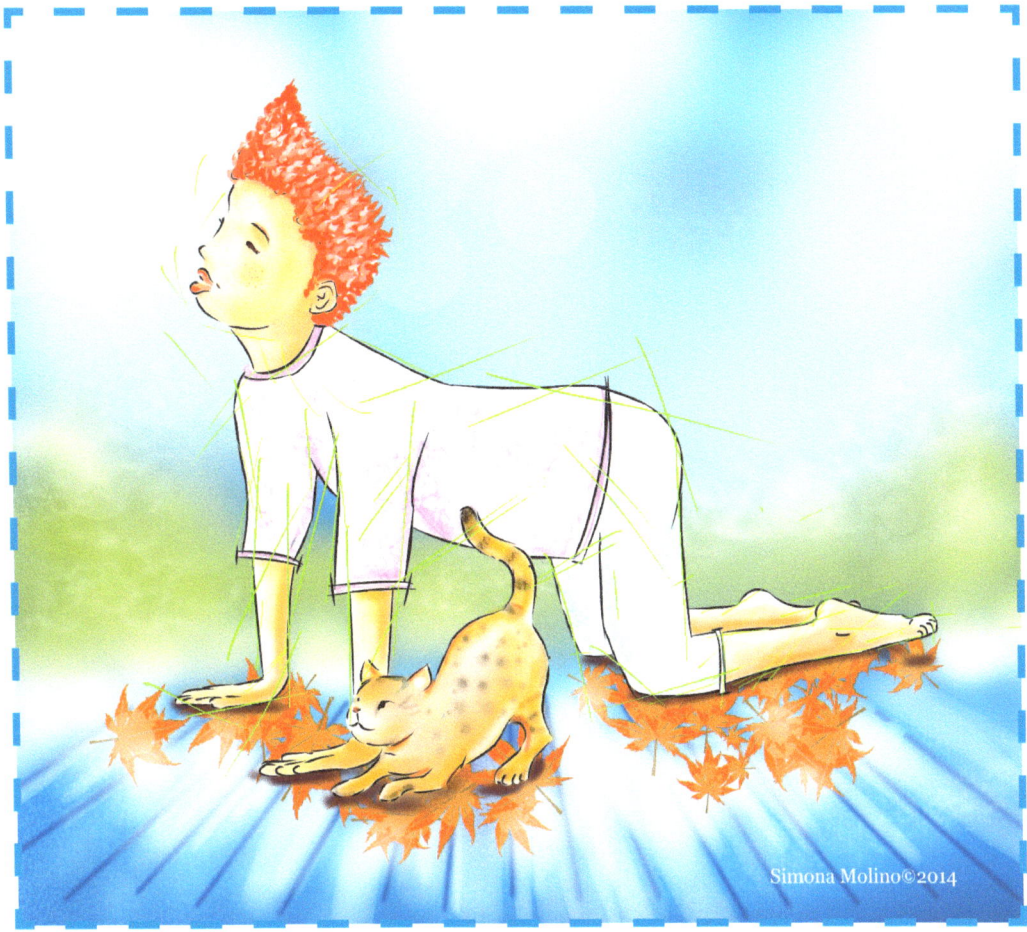

Simona Molino©2014

- Mettiamoci a quattro zampe come i gatti.

- Inspiriamo e inarchiamo la schiena, portando la testa indietro.

- Espiriamo e incurviamoci portando la testa verso le nostre mani.

- Ripetiamo per almeno cinque volte

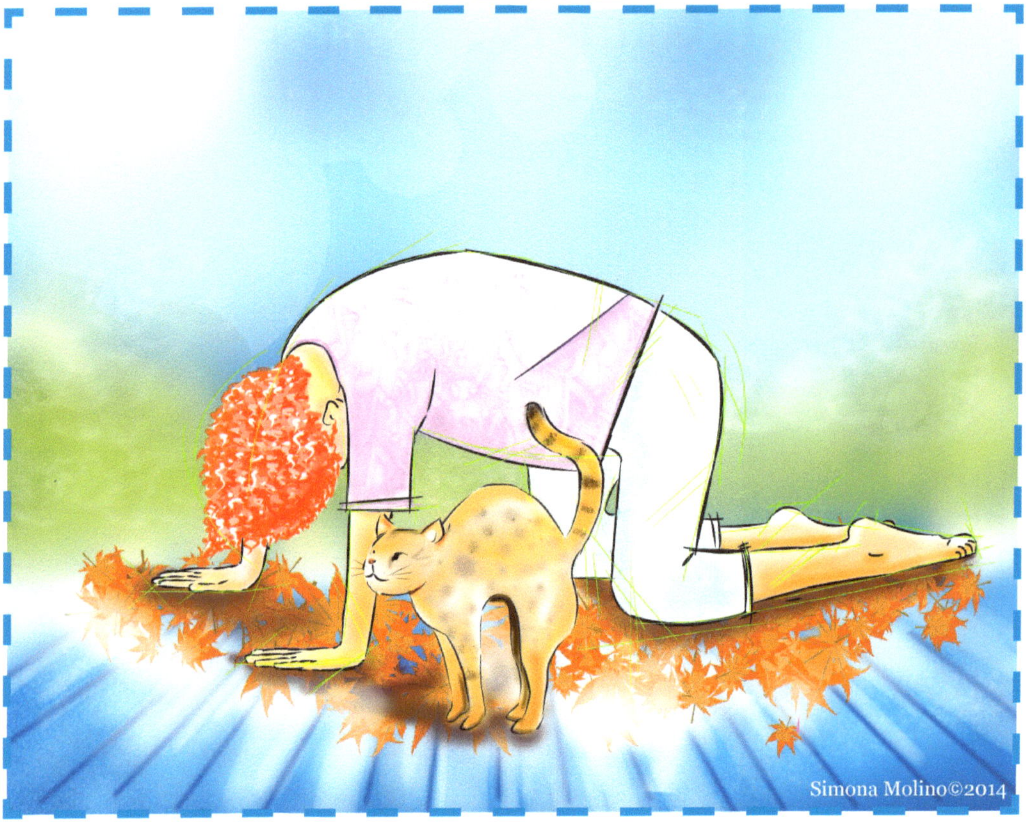

Simona Molino©2014

" Provate ad osservare un gatto quando si sveglia dal suo sonnellino: giocate ad imitarlo, divertimento garantito!"

La Foglia Piegata

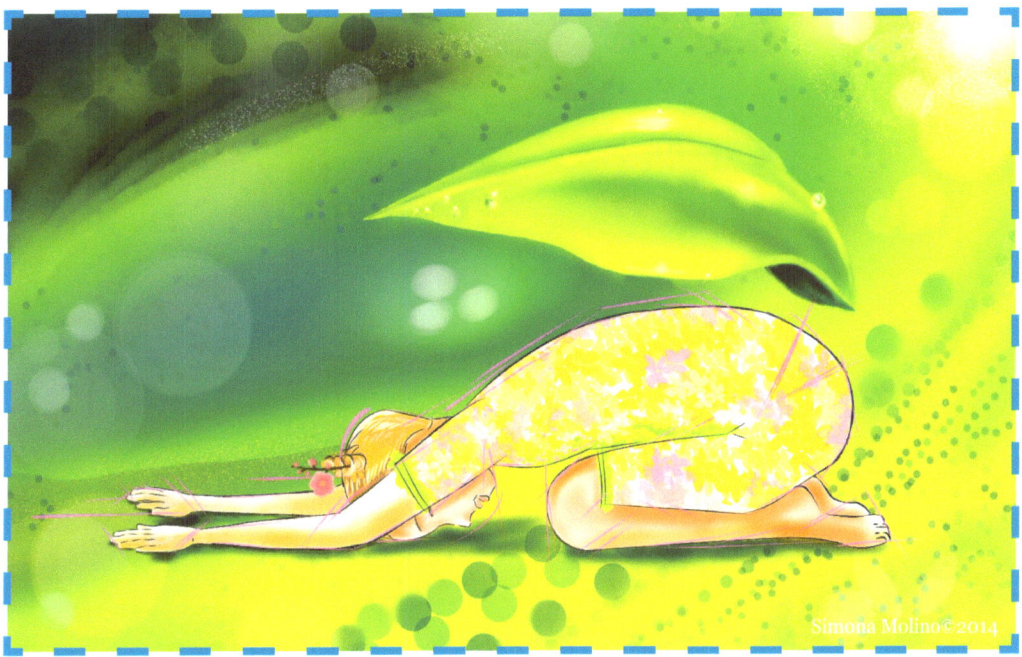

- Tornati nella posizione a quattro zampe ci sediamo sui talloni appoggiamo la fronte a terra e portiamo le braccia a terra distese davanti a noi.

- Inspiriamo ed espiriamo.

- Acoltiamo il nostro corpo accolto dalla Terra.

- Troviamo la posizione più comoda e rimaniamo raccolti in questa posizione fino al completo rilassamento.

La foglia si lascia cadere sorretta da un soffio di vento che la culla, cade pian piano soave e leggiadra. Guarda la Terra avvicinarsi e si adagia su di essa commossa dalla sua grande benevolenza e si riposa.

Seduti sui talloni

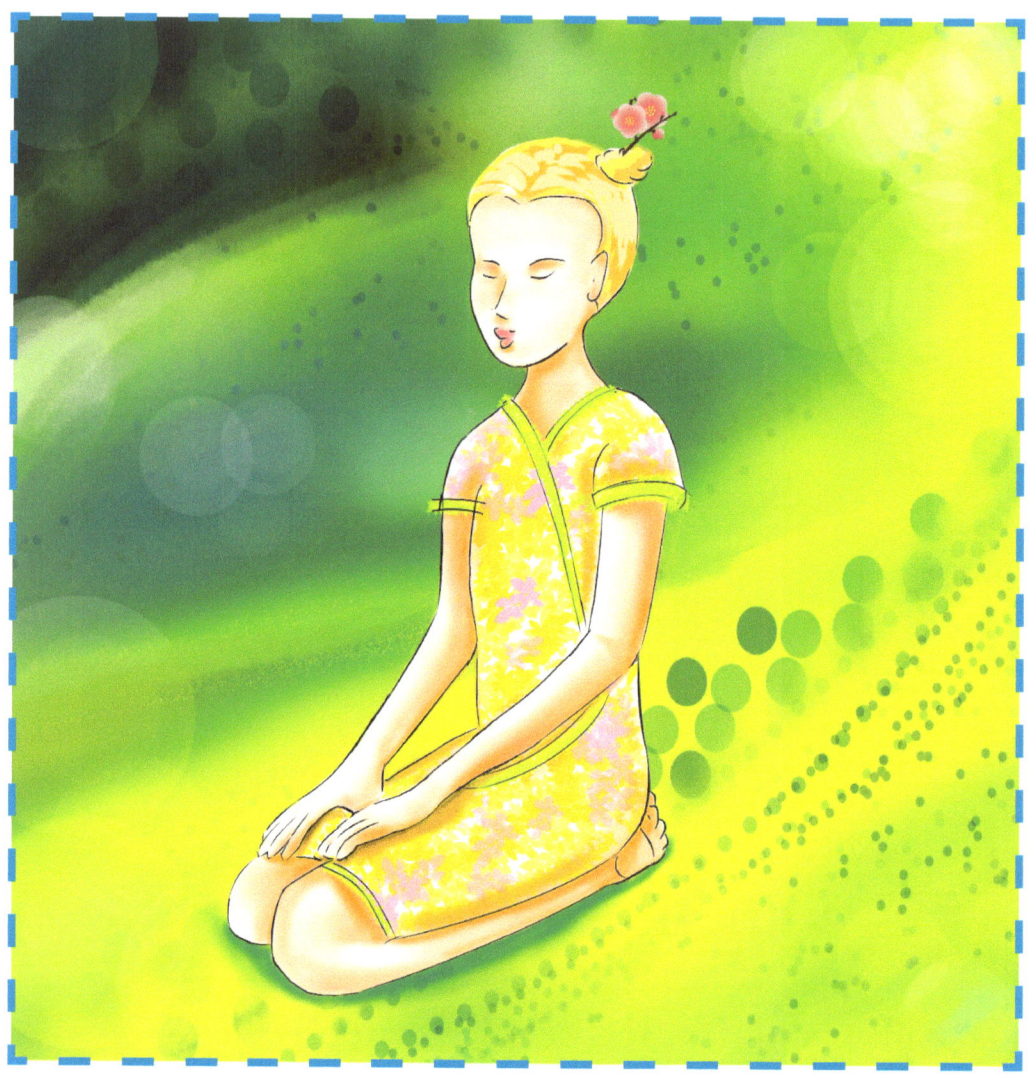

- Dalla posizione precedente flettiamo le ginocchia, portando le gambe a terra, raddrizziamo il busto e ci sediamo sui talloni o se siete più comodi tra i talloni.

- Teniamo la schiena e la testa diritte e allineate.

- Le mani sono lasciate morbidamente sulle gambe.

- Rimaniamo in questa posizione per alcuni cicli respiratori.

La Posizione del Cane a testa in giù

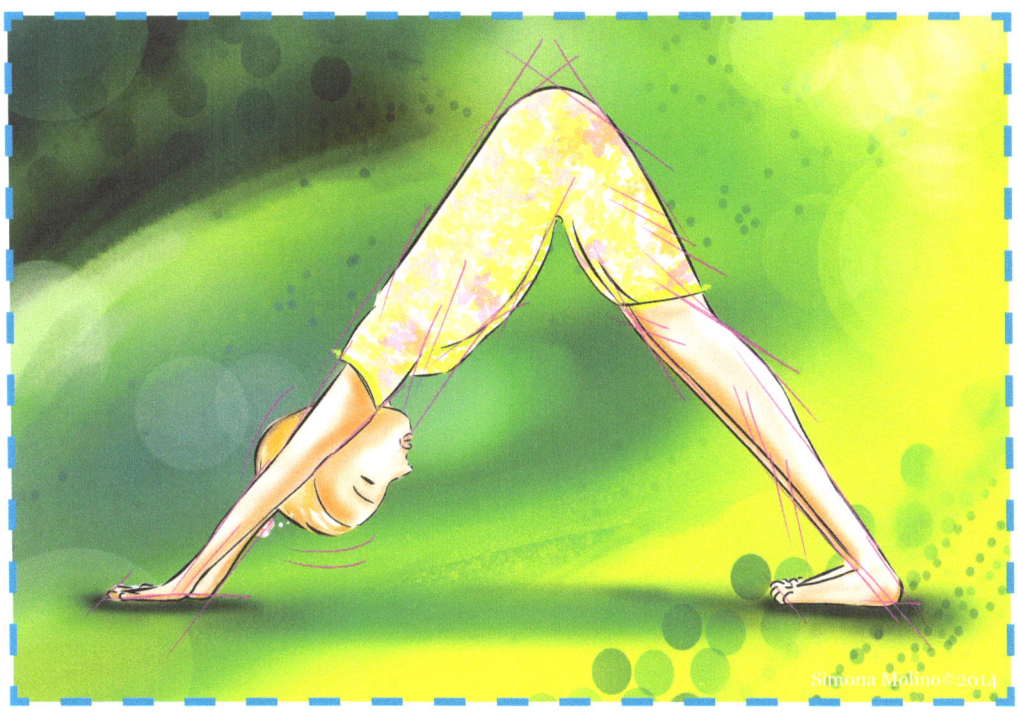

- Siamo nella posizione della Foglia Piegata.

- Portiamo le mani ai lati della testa, spingiamo sui piedi e solleviamo il bacino in alto, stirando le gambe il più possibile.

- La testa e allineata con schiena e braccia. Le gambe sono ben tese, i talloni a terra.

- Rimaniamo in questa posizione sentendo il nostro corpo che si stira per benino.

Il mondo a testa in giù è tutto diverso! osservalo per imparare ad avere un altro punto di vista nella tua mente; persone, cose avvenimenti possono essere visti in diverse angolazioni.

La Posizione del Cane a testa in giù con la zampetta alzata

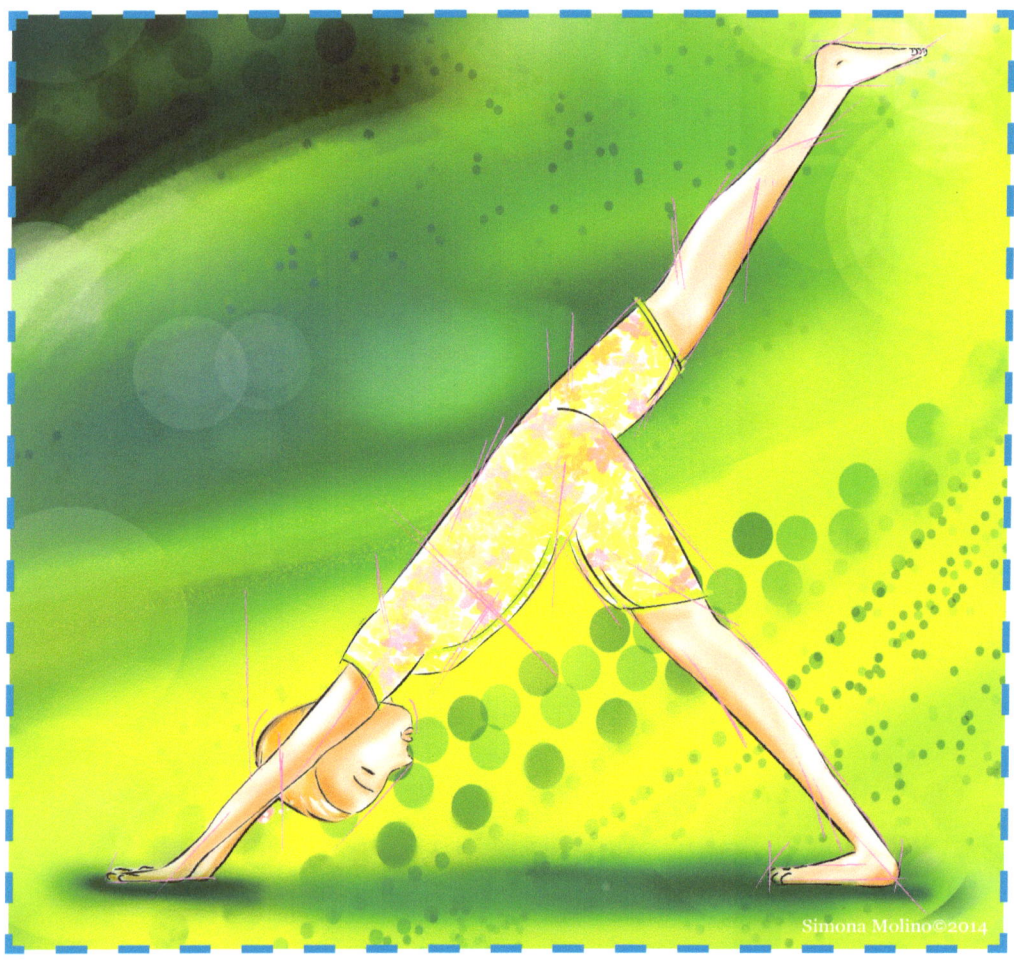

- Dalla posizione del Cane a testa in giù inspiriamo e alziamo la gamba destra dietro di noi, cercando di allinearla con la linea della schiena.

- Espiriamo e riportiamo delicatamente la gamba a terra

- Ripetiamo con l'altra gamba e proseguiamo così per qualche ciclo respiratorio.

Posizione del Cobra

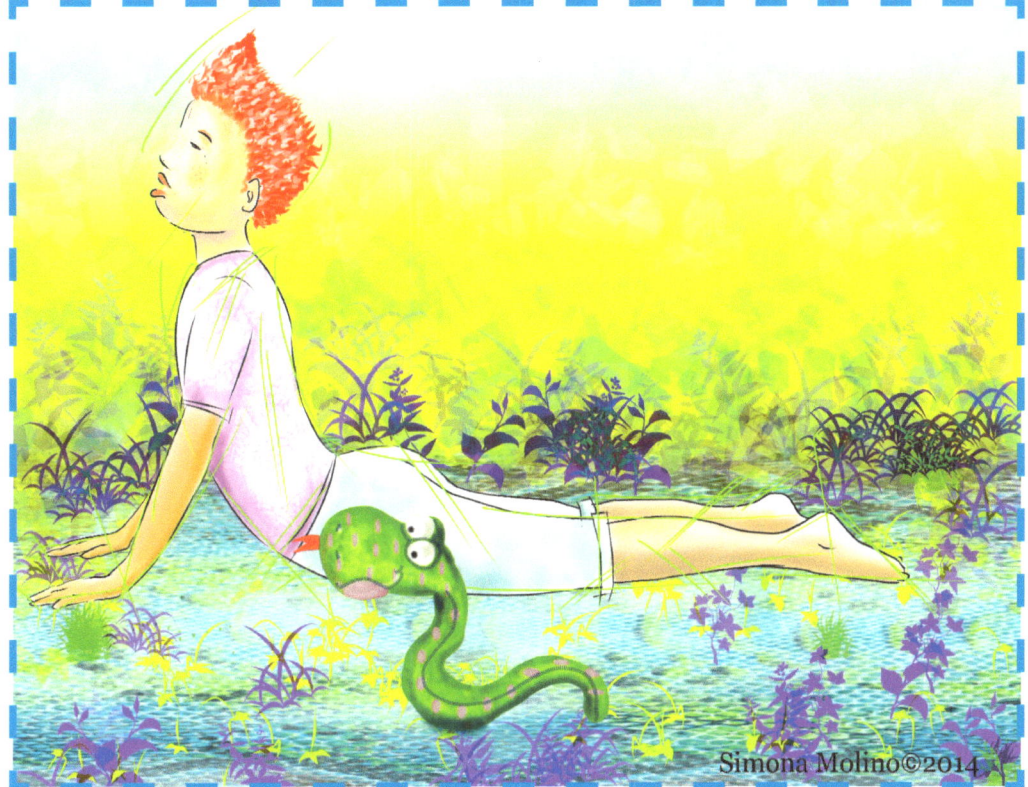

Simona Molino©2014

- Dalla pozione seduti sui talloni, ci sdraiamo con la pancia a terra.

- Portiamo le braccia allungate ai lati della testa, le mani con i palmi in giù.

- I piedi sono rilassati.

- Rimaniamo qualche respiro in questa posizione poi portiamo le mani ai lati della testa e inspirando ci solleviamo da terra allungando le braccia, mantenendo il bacino appoggiato a terra.

- Espiriamo e riportiamo a terra prima l'addome, il torace, il mento ed infine la fronte.

- Ripetiamo per almeno cinque volte

Gentile Manuale llustrato di Yoga per la Schiena

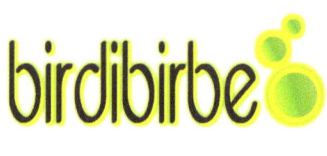

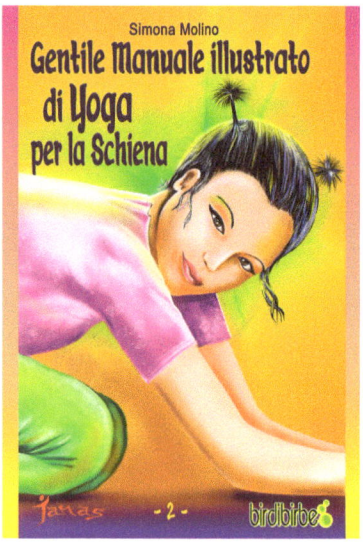

La colonna vertebrale è l'asse centrale del nostro corpo.

La sedentarietà e la limitata attività fisica, il carico gravitazionale nella postura eretta, generano spesso rigidità e tensione nella schiena determinando squilibrio psicofisico e malessere.

Lo Yoga attraverso l'eperienza e l'apprendimento delle Asana ci agevola a liberare il corpo da blocchi, rigidità e contratture permettendoci di ritrovare flessibilità, elasticità e benessere psico-fisico.

Le Asana di "Gentile Manuale illustrato di Yoga per la Schiena" vi aiuteranno, anche grazie ad una pratica costante, a riprendere gradualmente controllo sul vostro corpo e a una maggiore coscienza sull'importanza della vostra schiena.

Disponibile in Amazon.it in versione digitale ebook e print on demand